AF463925

DES ÉRUPTIONS CUTANÉES

CHEZ LES HYSTÉRIQUES

PAR

LE DR A. GAUTHIER

LYON
A. REY, IMPRIMEUR DE LA FACULTÉ DE MÉDECINE
4, RUE GENTIL, 4

1893

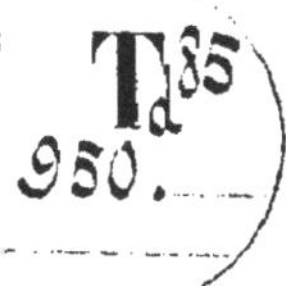
Td 85 950.

DES

ÉRUPTIONS CUTANÉES

CHEZ LES HYSTÉRIQUES

Td 55 950

DES

ÉRUPTIONS CUTANÉES

CHEZ LES HYSTÉRIQUES

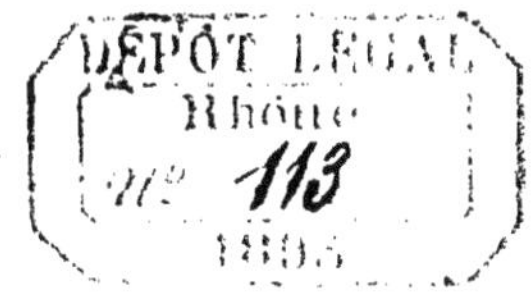
DÉPÔT LÉGAL
Rhône
n° 113
1893

PAR

LE DR A. GAUTHIER

LYON
A. REY, IMPRIMEUR DE LA FACULTÉ DE MÉDECINE
4, RUE GENTIL, 4

1893

PRÉFACE

Avant de commencer ce travail, qu'il nous soit permis de remercier notre maître, M. le Professeur Bondet, qui nous a fait l'honneur d'accepter la présidence de notre thèse.

Que M. le Dr G. Roque, professeur agrégé de la Faculté, qui nous a inspiré l'idée première de ce travail, reçoive l'expression de notre vive reconnaissance pour la bienveillance qu'il n'a cessé de nous témoigner.

A MM. les Drs Carier et Audry, médecins des hôpitaux, nous exprimons notre gratitude pour l'obligeance avec laquelle ils nous ont toujours accueilli dans leur service.

Enfin, nous remercierons MM. les Internes des hôpitaux, Alex, qui a facilité notre tâche en nous communiquant plusieurs observations de troubles vaso-moteurs dans l'hystérie ; Bonnet, qui a mis à notre disposition l'observation VII ; et Collet, à qui nous devons la traduction de l'observation IX.

DES

ÉRUPTIONS CUTANÉES

CHEZ LES HYSTÉRIQUES

INTRODUCTION

L'affection hystérique « qui se montre, dit Sydenham, sous une infinité de formes diverses, et imite presque toutes les maladies connues », trouble le système nerveux dans toutes ses fonctions. Aussi la peau, qui est un des tissus les plus riches en filets nerveux, est-elle particulièrement atteinte par cette névrose : on y observe, en effet, des troubles de la sensibilité, des troubles sécrétoires et des troubles vaso-moteurs.

C'est à l'un de ces troubles de la peau, aux éruptions cutanées que l'on constate chez les hystériques, que nous allons, sous l'inspiration de M. le professeur agrégé G. Roque, médecin des hôpitaux de Lyon, consacrer le sujet de notre thèse. En entreprenant ce travail nous avons un double but en vue :

D'une part, prouver que l'hystérie, dans certains cas, détermine des éruptions cutanées ;

D'autre part, faire une étude générale de ces éruptions d'origine hystérique.

HISTORIQUE

Il y a longtemps que les rapports qui unissent le système nerveux à la nutrition de la peau, que l'influence du système nerveux sur la production de certaines affections cutanées ont été signalés par les auteurs. Alibert rapporte des cas remarquables d'éruptions cutanées ayant succédé à des émotions morales. Cazenave, Notta, Parrot, Axenfeld, précisent ce rôle du système nerveux sur la production des dermatoses en s'appuyant sur des observations cliniques. Mais cette influence n'a commencé à être assise sur des bases solides que le jour où l'école physiologique et anatomo-pathologique avec MM. Brown-Séquard, Vulpian, Charcot, Weir-Mitchel, Bœrensprung, Romberg, Wyss, etc., joignant à de nombreuses observations cliniques les résultats fournis par l'expérimentation et des recherches anatomo-pathologiques, eut démontré d'une façon irréfutable le rôle que joue le système nerveux sur la nutrition des tissus, sur celle de la peau en particulier. Aussi cette opinion de M. Charcot que : « Rien n'est mieux établi en pathologie que l'existence des troubles trophiques consécutifs aux lésions des centres nerveux ou des nerfs », se trouve confirmée tous les jours de plus en plus, et nous croyons même qu'il est permis, dans l'état actuel de la science, d'étendre cette affirmation de M. Charcot aux troubles trophiques consécutifs aux maladies nerveuses sans lésions anatomiques, c'est-à-dire aux névroses.

On a, en effet, observé des éruptions cutanées dans beaucoup de cas de maladies nerveuses.

Les lésions des nerfs périphériques sont assez souvent suivies d'éruptions qui se développent très rapidement et reparaissent de temps à autre sur divers points du tégument, correspondant à la distribution du nerf lésé : Wiglesworth publie deux observations de lésions du nerf médian avec formation de bulles et de pustules dans le territoire de distribution de ce nerf; Paget, Romberg, Charcot, Weir-Mitchell, Hayem, Testut ont rapporté des observations d'éruptions bulleuses à la suite de lésions traumatiques des nerfs périphériques; Testut signale le cas d'un malade atteint de sciatique « chez lequel un accès plus violent qu'à l'ordinaire avait amené à la face postérieure de la cuisse et à la saillie du mollet du côté correspondant une douzaine de pustules » ; tous les médecins savent que, dans le zona, l'éruption est précédée de douleurs névralgiques et qu'elle suit exactement le trajet des nerfs intercostaux.

Couyba rapporte plusieurs exemples d'éruptions à la suite de lésions traumatiques de la moelle épinière. Dans certains cas, leur apparition fut prompte, troisième, quatrième, cinquième jour après le traumatisme. MM. Brown-Séquard, Charcot ont publié des observations de bulles de pemphigus survenues à la suite de méningites spinales aiguës. Leloir rapporte deux observations de pemphigus survenu à la suite de myélites avec pièces anatomo-pathologiques à l'appui de l'origine nerveuse de ces éruptions pemphigoïdes.

On observe également des éruptions cutanées dans le cours de lésions encéphaliques. Leloir cite dans sa thèse des exemples d'éruptions survenues à la suite d'hémorragies cérébrales et siégeant du côté paralysé.

Il suffit de lire les thèses de MM. Meyer et Lévêque pour se convaincre de l'existence de dermatoses par choc moral. D'ailleurs tous les dermatologistes en ont rapporté des exemples qui sont venus s'ajouter aux observations si concluantes d'Alibert.

Tous les médecins aliénistes ont remarqué la fréquence des éruptions cutanées dans les asiles.

Enfin, des éruptions ont été observées dans les différentes névroses. On en a signalé dans l'épilepsie, dans la chorée, dans le goitre exophtalmique, mais c'est surtout dans l'hystérie qu'on les a rencontrées le plus souvent. Cependant l'existence de ces éruptions d'origine hystérique n'est pas admise sans conteste par tous les auteurs. D'ailleurs, il faut dire que ces éruptions ne sont pas très fréquentes, et M. Bourneville qui les a recherchées dit en avoir très rarement rencontré des exemples. M. Carier, qui a un service d'hystériques depuis plusieurs années, nous disait tout récemment qu'il n'en avait pas encore observé. Il faut, dit M. Richardière, se méfier de la supercherie des malades, des traumatismes, des brûlures et des pommades qu'ils peuvent employer pour tromper le médecin. Cependant, malgré leur nombre assez restreint, il est impossible de nier qu'il y ait des éruptions cutanées sous la dépendance de l'hystérie. MM. Mermet et Franceschi rapportent plusieurs observations de pemphigus hystérique dans leurs thèses, et M. Athanassio qui, dans sa thèse sur *Les troubles trophiques dans l'hystérie* fait une revue rapide des différentes éruptions qu'on a signalées dans l'hystérie, cite les érythèmes, l'urticaire, le pemphigus, l'herpès, l'eczéma et le lichen. Nous allons, dans un premier chapitre, étudier chacune de ces éruptions séparément; dans un second chapitre, nous essayerons d'établir quelle est la théorie qui rend le mieux compte du mode de production de ces dermatoses; dans un troisième, nous exposerons des considérations générales sur leur symptomatologie, leur diagnostic, leur pronostic et leur traitement; puis nous terminerons notre travail par l'exposé des conclusions qui découlent de l'étude des éruptions cutanées chez les hystériques.

CHAPITRE PREMIER

Des Erythèmes.

Tous les neurologistes ont noté la fréquence des érythèmes chez les hystériques. Nous avons eu l'occasion d'observer dans le service de M. Carier une jeune fille, chez laquelle on remarquait une couperose très accusée des deux joues, surtout de la joue gauche depuis qu'elle présentait des symptômes hystériques. Et on trouve relatées un certain nombre d'observations, où ces érythèmes sont unilatéraux chez des malades qui présentent des troubles limités à un seul côté, de l'hémianesthésie par exemple. Nous en rapportons un cas puisé dans la thèse de A. Martin sur *Les troubles vaso-moteurs dans l'hystérie.*

Observation I.

Florence C..., vingt-trois ans, hystérique et épileptique avec accès distincts, hémianesthésiée à gauche de la sensibilité et des sens spéciaux depuis près de six ans. Dans ce long espace de temps, elle ne recouvra la sensibilité que pendant une période de six mois,

Actuellement le côté gauche paraît à la malade notablement plus froid que le côté droit, la sueur y est plus abondante. Chez elle la menstruation a toujours été irrégulière surtout pendant les périodes de paroxysme hystérique. Elle a présenté des épistaxis, des hémoptysies et surtout des gastrorrgaies très abondantes. Ces dernières se produisent principalement au printemps et à l'automne en même temps que les règles reparaissent abondantes, mais irrégulières.

A la face le côté anesthésié paraît parfois à la malade plus froid que le côté sain; mais plus souvent celle-ci y perçoit une sensation de chaleur, laquelle s'accompagne d'une rougeur non douteuse des parties. Cette rougeur se montre par petites plaques tantôt isolées, tantôt se réunissant plus ou moins par leurs bords. Cette hyperhémie disparaît au bout de quelques jours, et à sa place on constate une petite desquamation furfuracée. Quand la malade prend des douches ou des bains, tout son côté gauche anesthésié se couvre de la tête aux pieds de petits ilots d'hyperhémie qui durent une heure et demie environ.

Ce dernier renseignement est rapporté par la malade, mais l'auteur ne l'a pas observé lui-même.

Nous avons observé nous-mêmes dans le service de M. le professeur Bondet chez une jeune fille, atteinte de chorée rythmée hystérique, dont nous rapportons l'observation plus loin, des érythèmes, qui survenaient en dehors des crises, tantôt précédaient une éruption bulleuse, tantôt apparaissaient sans éruption bulleuse consécutive, tantôt se montraient mêlés à l'éruption pemphigoïde ou formant autour des bulles de pemphigus une véritable bordure rouge. Ces érythèmes s'accompagnaient d'hyperesthésie, d'un léger œdème de la joue et d'une élévation de température d'au moins un degré, tous caractères qui nous ont fait penser tout de suite à la célèbre expérience de Claude Bernard de la section du sympathique au cou.

Enfin dans l'observation de Chauffard (d'Avignon), nous voyons une jeune fille de vingt et un ans, qui présente sur tous les points qui devront suer du sang une injection de tout le système capillaire cutané. La peau y est d'un rose vif et couverte d'arborisations vasculaires.

Ces érythèmes sont des érythèmes naturels, mais à côté nous devons mentionner une autre variété d'érythèmes qui sont provoqués et constituent le premier degré du dermographisme.

De l'Urticaire.

Nous lisons dans la leçon de M. le Dr Vidal, médecin de l'hôpital Saint-Louis, rapportée dans les *Annales de Dermatologie*, 1880 :

Causes externes de l'urticaire. — « Chez certains individus à peau très excitable, chez les hystériques, et surtout chez les individus en proie à l'urticaire chronique, il suffit des moindres frottements, de l'impression des plis de vêtements, et à plus forte raison du grattage avec les ongles, pour provoquer l'éruption. »

Causes internes de l'urticaire. — De toutes les causes qui peuvent produire la forme chronique, les deux plus fréquentes sont sans contredit, l'arthritisme et l'hystérie.

L'hystérie peut donc provoquer et l'urticaire factice ou dermographisme, et l'urticaire chronique, si tant est qu'il y ait une différence entre ces deux variétés d'urticaire, différence niée en effet par M. Jacquet, dans les *Annales de Dermatologie*, en 1888.

L'urticaire chronique a été signalée un asez grand nombre de fois dans l'hystérie. Axenfeld dans son *Traité des Névroses*, Eulembourg dans son *Traité des maladies de la peau*, Leloir dans sa thèse, en font mention, Castex, A. Martin, Athanassio en rapportent des observations. En parcourant les observations d'hystérie que M. Audry a bien voulu mettre à notre disposition, nous l'avons vue notée une fois, nous publierons ici seulement ce qui a trait aux troubles vaso-moteurs que cette malade a présentés.

Marie-Ant. V., hystérique et neurasthénique. On a remarqué chez elle les troubles vaso-moteurs suivants : dermographie très accusée. Bouffées de chaleur, alternatives de chaud et de froid, de froid particulièrement avec rougeur érythémateuse de la peau, ou pâleur complète.

Eruptions fréquentes aux avant-bras, au thorax, analogues à de l'urticaire. Périodes de sueurs abondantes.

M. Charcot a communiqué une observation très intéressante d'urticaire chronique constatée chez une hystérique, observation que nous reproduisons ici parce qu'elle nous semble très concluante.

Observation II

(Communiquée par M. Charcot et consignée dans le mémoire de MM. Bourneville et Voulet. *De la contracture hystérique permanente*, p. 40).

P..., Jeanne, quarante-deux ans. Convulsions dans l'enfance. A la puberté, accidents hystériques divers. Paralysie complète du mouvement et de la sensibilité à droite. Au bout de deux mois, guérison de la paralysie. Dans la suite, vomissements de sang. Engourdissements et fourmillements dans le membre inférieur droit. Ce membre est de nouveau frappé de paralysie et devient un peu œdémateux. La sensibilité tactile et la sensibilité à la douleur ont disparu. Quelques mois après, 3 décembre, la paralysie du membre inférieur droit s'accompagne de contracture et d'un œdème assez prononcé. Huit mois après, 7 août, les membres supérieurs et surtout le droit, sont agités de mouvements convulsifs. La contracture du membre inférieur droit persiste. Les jours passés, on a noté une rougeur intense de la face et du cou avec des élevures plus pâles. Aujourd'hui la coloration a beaucoup diminué. Sensation de boule à la gorge, constipation, miction normale. Le lendemain, il existe un grand nombre de papules d'urticaire sur la cuisse droite et la moitié correspondante du tronc. On en voit quelques-unes seulement à gauche. Le 16 août, l'urticaire persiste.

L'urticaire chronique peut donc être déterminée par l'hystérie, cependant l'urticaire provoquée est bien plus souvent observée dans cette névrose. Mais avant d'étudier ce phénomène très bizarre qui a reçu des appellations variées, urticaire factice, urticaire provoquée, urticaire graphique, dermato-neurose stéréographique, autographisme, dermographie, et tout récemment dermographisme, il serait bon de le définir. Voici la définition qu'en donnent MM. Ch. Féré et Lamy : « Le mot *Dermographie* sert à désigner un phénomène singulier dû à une excitabilité spéciale de la peau, qui consiste dans l'apparition de saillies œdémateuses, entourées de rougeur, semblables aux plaques ortiées, pouvant former des figures variées à volonté, sous l'influence des excitations du tégument. »

Ce fait de physiologie pathologique n'est pas de date récente. Il appartient par sa valeur rétrospective à l'histoire de la sorcellerie des seizième et dix-septième siècles. On sait l'importance qu'on attribuait aux stigmates pour faire la valeur de la possession démoniaque.

Si ce phénomène était connu et joue un grand rôle dans l'histoire de la sorcellerie, l'étude scientifique et son interprétation sont de date relativement récente. Gull est le premier qui ait donné une description détaillée du phénomène et l'ait différencié de l'urticaire chronique.

En France, M. Dujardin-Beaumetz signala le premier une observation très curieuse de dermographisme *(la femme cliché)* à la *Société des hôpitaux.* Depuis lors MM. Bourneville et Regnard, Axenfeld dans son *Traité des névroses*, Lwof dans les *Annales médico-psychologiques* de novembre 1888 et Chambard, dans les *Archives de neurologie* de janvier 1888, ont publié des observations semblables.

MM. Féré et Lamy ont publié sur la question un travail dans lequel, s'appuyant tant sur les observations antérieures que sur des observations personnelles, nelles, ils donnent une description détaillée de l'affection, principalement au point de vue symptomatique. M. Cornu, dans une thèse très complète où il étudie la dermographie, a rapporté plusieurs observations d'urticaire provoquée d'origine hystérique, observations sur lesquelles nous nous appuierons pour résumer les principaux caractères de l'urticaire provoquée. Enfin, au mois de janvier 1893, M. le D^r^ Th. Barthélemy, médecin de Saint-Lazare, a fait paraître dans le *Progrès Médical* un travail très intéressant sur le Dermographisme.

Tous ces différents auteurs sont d'accord pour dire que l'hystérie, l'épilepsie et l'urticaire chronique sont les causes les plus fréquentes de l'éruption dermographique. Mais les premiers cas de cette éruption provoquée s'étant présentés sur des sujets hystériques, on a été porté à faire de ce phénomène un stigmate de la grande névrose. Telle semblerait être encore l'opinion de M. Mesnet, qui s'exprime ainsi dans sa récente clinique de l'Hôtel-Dieu : « Indépendamment de tout état organique appréciable, étranger à la diathèse arthritique, qui compte à juste titre dans l'étiologie générale des urticaires, l'autographisme semble avoir pour cause prédisposante à ses manifestations les troubles fonctionnels du nervosisme hystérique. » En effet tous les cas de dermographisme qu'il a observés se rapportent à des hystériques avérées, présentant des troubles sensitivo-sensoriels, des accidents convulsifs et une grande facilité à subir l'action hypnotique. « Toutefois, ajoute M. Mesnet, il importe pour rester dans la vérité de ne considérer l'autographisme que comme un fait exceptionnel dans la série des troubles hystériques, puisque nous l'avons le plus souvent cherché sans résultat chez un grand nombre de malades névrosés. »

C'est cette dernière affirmation que nous avons cherché à vérifier par nous-même. Avec M. Alex, interne des hôpitaux, nous avons recherché, dans le service de M. Carier, le dermographisme sur dix hystériques avérées, et nous ne l'avons rencontré que sur deux malades, et encore très atténué; nous ajouterons que sur l'une d'entre elles, qui ne présentait pas de dermographisme à la simple pression mécanique, nous avons déterminé un beau triangle urticarien avec une élévation d'au moins

6 millimètres par l'électricité statique, et ceci seulement du côté hémianesthésié.

MM. Féré et Lamy l'ont recherché systématiquement sur 137 de leurs malades hystériques ou épileptiques et sur ce nombre, ils l'ont observé :

7 fois avec une grande intensité;

18 fois à un degré moyen;

21 fois, il était très faible;

91 fois il n'a pu être produit.

De ces recherches, on peut donc conclure que l'hystérie prédispose au dermographisme, mais il faut ajouter qu'il n'est cependant pas très fréquent chez les hystériques.

Il est encore d'autres conclusions qui découlent de l'étude du dermographisme en général, et du dermographisme chez les hystériques en particulier; ce sont les suivantes :

1° Le dermographisme est une sorte d'urticaire provoquée, présentant les caractères objectifs suivants : apparition dans les points excités de rougeur, puis d'une saillie blanche, plus ou moins élevée, qui persiste pendant un temps variable (d'une à vingt-quatre heures) sans aucun phénomène subjectif.

2° Le dermographisme d'origine hystérique peut être provoqué par les mêmes agents, mécaniques, physiques, suggestion, que le dermographisme lié à d'autres causes.

3° Lorsque le dermographisme a été constaté dans l'hystérie, il se présente souvent avec des caractères d'intensité remarquable. Tels sont les cas de Bourneville et Regnard, qui nous montrent des élevures persistant pendant une durée qui n'a été notée dans aucune autre observation.

Du Pemphigus.

Le mot pemphigus, dit M. Hardy (Hardy, article PEMPHIGUS du *Dictionnaire de médecine et de chirurgie pratiques)* s'applique aujourd'hui à une affection caractérisée par des bulles de dimensions variables, survenant spontanément sur la surface cutanée et sur certaines muqueuses, et contenant soit de la sérosité simple, soit un liquide purulent, soit un mélange de sérosité et de sang. Le pemphigus se divise en pemphigus aigu, qui compte plusieurs variétés et en pemphigus chronique, lequel se divise lui-même en pemphigus bulleux chronique *(pemphigus diutinus* de Willen) et en pemphigus foliacé.

L'origine nerveuse de certains cas de pemphigus a été prouvée cliniquement et anatomo-pathologiquement. Déjerine, Leloir et Schwimmer ont publié des recherches anatomo-pathologiques qui ne permettent pas de nier cette origine. Quant aux faits cliniques, ils sont très nombreux ; on a en effet observé le pemphigus dans toutes les affections du système nerveux, à la suite de lésions des nerfs périphériques (Charcot, Weir-Mitchell, Hayem, Leloir) à la suite de lésions médullaires (Brown-Séquard, Charcot, Vulpian, Dujardin-Beaumetz), à la suite de lésions encéphaliques : tels sont les cas de pemphigus publiés chez les paralytiques généraux par Déjerine et Leloir. On observe quelquefois le pemphigus dans la folie et nous avons déjà dit que Yehn relate dans certains cas de manie aiguë la formation de bulles nombreuses à la face dorsale des mains et des pieds.

On voit le pemphigus survenir également dans toutes les névroses, dans l'épilepsie, dans la chorée, dans le goitre exophtalmique, mais c'est surtout dans l'hystérie que l'on rencontre des éruptions pemphigoïdes. J. P. Franck est le premier médecin qui ait signalé le pemphigus dans l'hystérie, et il en donne une observation très concluante que nous reproduisons plus loin.

Martius, en 1829, indiquait le *pemphigus hystericus* et Schultze a pris pour sujet de sa thèse inaugurale le pemphigus hystérique. Gignoux, Gailleton, Pick, Hebra ont publié des observations très importantes en faveur de l'origine nerveuse du pemphigus chez les hystériques. M Mermet, dans une thèse très intéressante intitulée : *Du Pemphigus dans les névroses*, faite sous l'inspiration de M. le professeur Gailleton, en rapporte plusieurs exemples, et M. Franceschi, dans sa thèse faite sur le pemphigus chez les hystériques, réunissant un certain nombre d'observations de pemphigus, publiées antérieurement auxquelles il en a ajouté trois personnelles, étudie cette question d'une façon très complète. Enfin, M. le professeur agrégé Augagneur, dans une clinique du 7 mai 1887, reproduite dans la *Province médicale*, résume les caractères de cette éruption chez les hystériques.

Comme on le voit par ce rapide aperçu historique, les éruptions de pemphigus hystérique sont très nombreuses. Nous en rapporterons plusieurs ici, dont deux inédites, et nous nous baserons sur ces observations pour retracer nettement les caractères de ce genre d'éruptions d'origine hystérique.

Observation III
(Tirée de J. P. Frank)

Violentes convulsions hystériques, Éruptions de pemphigus lorsqu'elles cessent.

A l'époque où nous écrivons, dit Joseph Frank, une religieuse, sujette depuis plusieurs années à de violentes convulsions hystériques, paraissait complètement rétablie. Elle éprouve tantôt dans un point, tantôt dans un autre, de fréquents retours d'une douleur caractérisée par un sentiment d'ardeur intense ; il lui semble et elle se plaint pendant six, dix heures consécutives et au delà, qu'on lui applique le feu sur la partie douloureuse ; elle pousse continuellement des cris affreux et tombe dans un état de fureur. La chaleur sensible au toucher continue ainsi que la douleur, malgré l'application des topiques froids, en dépit de tous les remèdes. Enfin dans l'endroit le plus affecté, il parait une vessie qui acquiert le volume d'un œuf de poule, remplie d'une sérosité limpide et jaunâtre. Aussitôt l'ardeur s'éteint, la vessie se rompt, l'humeur s'écoule, et, comme après l'action du vésicatoire, la peau ne tarde pas à recouvrer son intégrité ni la santé à se rétablir.

Nous ferons remarquer ici l'apparition du pemphigus coïncidant avec la disparition des symptômes hystériques, la distribution irrégulière des bulles, la sensation de cuisson intense qui précède l'éruption, la guérison rapide et complète sans traces consécutives, la limpidité de la sérosité.

Observation IV

(Tirée d'un mémoire du Dr Gignoux.)

Grandes crises d'hystérie, paraplégie ; lorsque la paraplégie disparaît, éruption de pemphigus.

Jeanne X..., sœur prétendante, âgée de vingt-trois ans, éprouve depuis l'âge de dix-huit ans tous les accidents possibles de l'hystérie : vapeurs, grandes crises, paraplégie, vomissements incoercibles, etc. Un jour sa paraplégie avait subitement disparu, elle présente une hyperesthésie générale, mais beaucoup plus marquée aux extrémites des membres qui supportent avec peine la pression des draps. Le lendemain, éruption de pemphigus assez rare sur le tronc, mais très confluente aux pieds et aux mains où l'hyperesthésie était le plus prononcée. Une semaine après, la dessiccation était complète, la malade se croyait guérie, mais il y eut retour des mêmes accidents et dans le même ordre.

Dans cette observation, il y a à noter également l'apparition du pemphigus aussitôt la paraplégie disparue, et l'hyperesthésie sur laquelle est venue se greffer en quelque sorte l'éruption.

Observation V

(Tirée de la thèse du Dr Mermet.)

Hystérie, névralgies, éruptions de pemphigus

V... (Marie), domestique, âgée de quarante-huit ans, entrée le 22 mai 1867 à l'hospice de la Charité, de Lyon. Aucune maladie antérieure, sauf une coxalgie il y a dix ans. Il y a sept ans, quelques accès hystériformes, avec boule hystérique. Elle entre alors à l'hôpital de Belley où elle reste six mois pour des crises hystériques et de la rétention d'urine. Elle vient ensuite à l'Hôtel-Dieu de Lyon, où elle reste trois mois et demi dans le service de M. le Dr Pomiès. On observa alors des vomissements opiniâtres, de la rétention d'urine, des palpitations, la sensation de la boule hystérique et de la céphalalgie sans véritables crises. Enfin le 22 mai 1867, elle entre à la Charité.

Pendant son séjour dans cet hospice, elle souffre habituellement de vomissements opiniâtres, de temps à autre de tympanisme abdominal et parfois de rétention d'urine. Vers le commencement de 1872, vomissements de sang qui se sont répétés environ six fois. Depuis cette époque également elle a eu plusieurs fois et par accès de plusieurs semaines de durée des douleurs névralgiques dans les membres, suivies de larges phlyctènes qui se terminaient par une légère excoriation du derme.

Ces accidents se sont produits successivement sur le membre supérieur gauche, la face, les deux membres inférieurs en commençant par la gauche. Actuellement, 14 mars 1873, depuis une dizaine de jours, nouvelle éruption sur le membre inférieur droit, vives lancées le long du sciatique droit jusqu'aux orteils ; anesthésie presque complète de la peau de ce membre et larges phlyctènes en bracelet sur le tiers inférieur de la cuisse et à la partie moyenne de la jambe. Il y a trois semaines la malade avait eu un accès semblable. La pression est douloureuse sur les apophyses épineuses des sixième, septième, huitième et neuvième vertèbres dorsales ; légères cicatrices sur l'avant-bras gauche et sur la cuisse gauche, consécutives à des éruptions antérieures.

Aménorrhée depuis cinq mois, abdomen très tympanisé et très douloureux à la pression, surtout depuis trois jours ; un peu d'analgésie cutanée de l'abdomen. Elle a aussi un peu de tympanisme stomacal et a eu un vomissement de sang il y a quinze jours. Langue très bonne, anorexie, un peu de diarrhée succédant à la constipation, état général bon, pas d'amaigrissement, pas de fièvre.

16 mars 1873. Hier vomissement sanglant de la valeur d'une demi-tasse environ, céphalalgie intense.

Le 17. Céphalalgie toujours vive, l'éruption de la jambe droite est en voie de guérison.

Le 25. L'éruption est complètement sèche, les douleurs de la jambe droite sont moins fortes.

Le 27. Un peu de sang dans les crachats, diarrhée sans coliques, toujours du tympanisme.

Le 28. Depuis hier soir quelques bulles sur le devant de la poitrine, dans le premier, le deuxième espace intercostal droit et le deuxième à gauche. Pas de douleur névralgique dans ces parties, mais sensation de cuisson avec un peu d'analgésie.

Le 30. Nombreuses bulles sur la partie moyenne de la jambe droite, une bulle au menton.

1er avril. Toutes les bulles sont en voie de dessiccation.

Le 9. Depuis trois jours, nouvelles bulles sur la jambe droite, douleurs, un peu d'œdème de la jambe et du pied ; les apophyses des huitième, neuvième et dixième vertèbres dorsales sont douloureuses à la pression.

10 mai. La malade a vomi ce matin un peu de sang, les douleurs ont disparu et les bulles ne se sont pas reproduites.

Il est bon de noter dans cette observation les troubles de la sensibilité qui accompagnent l'éruption et cette conservation de la santé, malgré de multiples poussées de pemphigus. Avant de publier les observations de pemphigus hystérique que nous possédons, nous avons pensé qu'il était utile de rapporter sinon complètement les observations que nous avons lues, du moins ce qu'il y a d'intéressant à signaler dans quelques-unes d'entre elles.

Dans l'observation IV de la thèse du Dr Mermet nous voyons une jeune fille de vingt-trois ans Eugénie L..., entrée le 26 mai 1875 dans la salle Sainte-Colette, à l'Antiquaille, présenter des symptômes nerveux considérés par M. le professeur Gailleton comme de nature hystérique et, en outre, une série de troubles vaso-moteurs, hémoptysies, épistaxis, hématurie, œdèmes, alternant avec des éruptions pemphygoïdes, des éruptions eczémateuses, et des éruptions d'urticaire. M. le professeur Gailleton, dans le service duquel a été prise cette observation, rapporte tous ces troubles à l'hystérie. Ce qui nous a le plus frappé dans cette observation, c'est cette coexistence sur un même sujet d'un si grand nombre de troubles vaso-moteurs, coexistence que nous avons constatée dans plusieurs observations d'hystérie, si bien que nous serions tenté d'admettre une forme vaso-motrice de l'hystérie. Quant aux éruptions, elles se faisaient remarquer par l'irrégularité de leur distribution, par leur caractère fugace et par leur bénignité.

Dans l'observation V de la thèse du Dr Mermet, il s'agit d'une jeune fille hystérique, chez laquelle à la suite de crises hystéro-épileptiques se développaient des bulles pemphigoïdes, qui pour la forme, la marche et la durée avaient tout à fait l'allure d'un vésicatoire; et M. Mermet, qui a lui-même observé la malade, ajoute qu'il a pu s'assurer que l'éruption n'était nullement simulée.

L'observation VII de la thèse de M. le Dr Mermet recueillie par M. Courbis est particulièrement remarquable. Il s'agit d'une hystérique avérée, Françoise Ch..., entrée à l'hôpital de la Croix-Rousse (service de M. le Dr Laure), le 28 décembre 1874, qui, depuis près de deux ans, voit survenir des éruptions pemphigoïdes occupant toujours le côté gauche, où elle présentait seulement d'autres troubles hystériques, de la sensibilité et de la motilité consistant en hyperesthésie, anesthésie et parésie, jusqu'au moment où apparurent des symptômes hystériques du côté droit, et, en même temps, également des éruptions pemphigoïdes de ce côté, resté tout à fait indemne jusqu'alors. Cette localisation tout d'abord des phénomènes vaso-moteurs au côté seulement qui présentait d'autres symptômes hystériques, et leur apparition de l'autre côté coïncidant avec l'apparition d'autres phénomènes hystériques est absolument concluante en faveur de l'origine hystérique de certains cas de pemphigus et suffirait à elle seule pour le démontrer. Quant aux éruptions, M. Courbis a noté qu'elles évoluaient très rapidement, dans l'espace de quatre ou cinq jours au plus, qu'elles étaient précédées d'une hyperesthésie assez marquée, que les traces de l'éruption disparaissaient complètement en très peu de temps, et que le contenu des bulles consistait en une sérosité qui était à peu près incolore. M. Franceschi, dans sa thèse, rapporte trois observations de pemphigus hystériques, qui surviennent au moment des règles, et présentent les mêmes caractères de fugacité, de bénignité et d'irrégularité, que nous avons notées dans les observations précédentes. Des douleurs et des démangeaisons précédaient ces éruptions.

Observation VI (inédite)

(Recueillie dans le service de M. le Dr Audry par MM. Chatin et Perriol.)

B..., Joséphine, trente-huit ans, cuisinière, entrée dans le service de M. le Dr Audry à l'hôpital de la Croix-Rousse, salle Sainte-Blandine, au commencement du mois de juillet 1890, sortie à la fin du mois d'août 1891.

Cette malade a eu en 1886 une frayeur très vive causée par un chien enragé, à la suite de laquelle survinrent des crises d'hystérie. A ce moment-là, elle avait été également albuminurique et condamnée pendant huit mois à la diète lactée par le médecin qui la soignait.

En 1887, la malade entre dans le service de M. Perret à la Croix-Rousse. Elle était alors nettement hystérique, et de plus présentait chaque mois au moment des règles une superbe éruption de pemphigus.

Depuis lors, l'éruption survient chaque mois si elle n'a pas la précaution de s'appliquer préalablement quelques sangsues. La malade prit à cette époque la fièvre typhoïde et eut des hémorragies intestinales graves.

En tout, elle fit un séjour de dix-huit mois à l'hôpital. Rentrée chez elle, la malade se plaignait de troubles gastro-intestinaux et avait de temps à autre des métrorragies abondantes. L'an passé, en 1889, on essaye de remplacer les sangsues qu'elle s'appliquait tous les mois par une saignée ; mais la plaie eut beaucoup de peine à se cicatriser et détermina à plusieurs reprises des hémorragies abondantes qui l'ont mise dans un état d'anémie extrême, pour lequel elle est entrée à l'hôpital en juillet 1890.

Le 15 juillet, on voit apparaître sur sa jambe gauche une belle éruption de pemphigus consistant en six ou sept vésicules du diamètre d'une pièce de cinq francs, et on constate également une vésicule semblable à l'angle interne du coude droit.

Le 7 août, la malade a une éruption de pemphigus au bras.

24 octobre. — La malade a eu depuis le mois d'août de nombreux symptômes hystériques. Elle est autographique, et on fait apparaître à volonté une superbe éruption d'urticaire sur ses avant-bras en la touchant de distance en distance un peu fortement avec la pointe d'un crayon. Les rayures cutanées produites par l'angle sont remplacées au bout d'un quart d'heure par un trait blanc fortement en relief, qui persiste très longtemps.

La malade a un œdème très marqué des deux jambes ; ses urines ne contiennent pas d'albumine.

6 novembre. — Epistaxis assez abondante par la narine droite,

et survenue pendant le sommeil de la malade. Elle accuse ce matin un sentiment de malaise et de faiblesse. Les règles qui devaient paraître à cette date n'ont pas paru.

8 novembre. — Hier soir, la malade a vu survenir brusquement des phlyctènes qui se sont développées sur la jambe gauche. Elles occupent les faces antérieure, interne et externe de cette jambe, la partie postérieure en est dépourvue. La plus inférieure se trouve à un travers de main au-dessus des malléoles, la plus supérieure au niveau de l'insertion du tendon rotulien. Elles sont au nombre de treize, régulièrement circulaires, d'environ cinq centimètres de diamètre. L'une d'elles a une forme de fer à cheval. Elles renferment un liquide jaunâtre et à l'union du bord avec la peau saine se trouve un petit cercle rouge. Elles sont très tendues, très douloureuses au toucher et aussi spontanément. Il y a un peu d'albumine dans les urines. Les règles n'ont pas apparu. L'apparition des phlyctènes a été précédée de démangeaisons assez vives dans la matinée et d'une rougeur érythémateuse.

16 novembre. — Nouvelle poussée de pemphigus à la jambe droite. Les phlyctènes sont au nombre de sept, circulaires, variant du diamètre d'une pièce de deux francs à celui d'une pièce de cinq francs. Elles sont localisées à la partie antéro-externe. Leur apparition est toujours précédée des mêmes signes locaux, démangeaisons et rougeur. La malade se plaint d'une diminution de la vue assez notable.

25 et 27 novembre. — Albumine dans l'urine.

8 décembre. — Albumine en assez grande quantité dans les urines.

15 décembre. — Albumine en assez grande quantité dans les urines.

5 janvier. — Depuis quelques jours la cicatrice de saignée s'est rouverte et a donné lieu à plusieurs hémorragies peu abondantes Dans la nuit du 3 au 4, la malade a pris pendant son sommeil une épistaxis très abondante et un peu rebelle, qui céda au tamponnement avec des tampons imbibés d'eau de Pagliari, et un pédiluve sinapisé et une potion d'ergotine.

Ce matin, la malade accuse une faiblesse assez grande.

16 janvier. — Hier soir, nouvelle hémorragie assez abondante par la plaie de la saignée, la simple compression ne suffit pas pour l'arrêter. Roulé de l'avant-bras, compression de la plaie. Elévation du membre.

18 janvier. — La plaie s'est infectée. Œdème énorme du bras, de l'avant-bras et de la main. Immobilisation, bains antiseptiques, cataplasmes.

2 février. — Les symptômes du côté du bras se sont amendés et la guérison est à peu près complète.

16 avril. — Dans la nuit d'hier, la malade a eu une épistaxis très abondante qui l'a beaucoup affaiblie.

Il y a eu quelques hémorragies par intervalles au niveau de l'ancienne saignée. La malade prétend uriner très peu depuis quelques jours.

18 avril. — Depuis hier, douleurs très vives au niveau du bras, de l'avant-bras et de l'aisselle droits. Symptômes généraux très accusés, fièvre, température 40 degrés, céphalalgie, intense, courbature, rachialgie, anorexie complète, soif vive ; quelques vomissements alimentaires. Le début a été brusque par un frisson violent, des nausées, et a coïncidé avec l'apparition des douleurs du bras.

Face très congestionnée, la malade est abattue. Symptômes négatifs du côté du cœur et du poumon. Dyspnée sans toux ni expectoration.

La malade ne paraît pas avoir eu d'accidents hémophiliques avant l'apparition des phénomènes du côté du système nerveux. La malade n'a jamais bu de vin de sa vie, elle ne supporte absolument pas l'alcool.

Rougeur très vive de la peau dans tout le pli du coude, bourrelet net à la périphérie ; le contour de la rougeur est très découpé, et cet érythème n'affecte pas la forme de traînées. Température 40 degrés le soir.

19 avril. — La rougeur s'est étendue sur la partie antérieure de l'avant-bras, a gagné les parties latérales, présentant toujours les mêmes caractères.

20 avril. — La marche envahissante de l'exanthème continue, mais il existe en outre de très nombreuses petites phlyctènes.

L'avant-bras est pris à peu près complètement ainsi que le tiers inférieur du bras. Température 40°,6.

21 avril. — La défervescence est faite (38°,2), l'érythème commence à pâlir beaucoup, les phlyctènes se dessèchent. Depuis ce matin, la céphalalgie a disparu. La malade se sent beaucoup mieux. Elle urine très peu (quelques gouttes à la fois).

28 avril. — La température, qui était descendue, remonte depuis trois jours. La malade n'urine toujours pas ; elle vomit assez souvent après l'ingestion des aliments.

Localement il y a toujours du gonflement, et, autour de la plaie de l'ancienne saignée, une zone indurée, desquamation de l'avant-bras et du bras.

8 mai. — Rétention d'urine pendant trois jours.

28 mai. — Albumine dans les urines. Les urines, examinées à différentes reprises, contiennent une notable quantité d'albumine.

15 juin. — Treize bulles de pemphigus au moment de la menstruation, bulles qui sont très régulières et contiennent un liquide transparent, analogue à la sérosité d'un vésicatoire.

Epistaxis, troubles généraux très marqués. On applique douze sangsues autour des genoux.

10 juillet. — Vomissements incoercibles pendant trois jours au moment de la menstruation. Fièvre, symptômes généraux, on lui applique douze sangsues.

La malade sort à la fin du mois d'août, et nous avons appris que, pour éviter ses éruptions pemphigoïdes, on était obligé de lui appliquer des sangsues au moment de ses règles.

Nous retrouvons ici cette apparition des éruptions au moment des règles, que nous avons déjà constatée précédemment dans plusieurs exemples de pemphigus hystérique. Mais ce qu'il faut surtout noter dans cette observation, c'est ce traitement préventif des éruptions par des applications de sangsues, et cette coexistence avec le pemphigus d'une urticaire provoquée, qui est une preuve de plus faveur de l'existence de troubles vaso-moteurs de la peau dans l'hystérie.

Observation VII (inédite).

Diagnostic : chorée rythmique hystérique.

Pelletier, Cl..., âgé de dix-sept ans, entrée à l'Hôtel-Dieu de Lyon dans le service de M. le professeur Bondet, le 15 juin 1892.

Père et mère morts d'affections inconnues. La malade a trois sœurs plus jeunes qu'elle, qui n'ont jamais eu de maladies nerveuses.

Elle-même n'a jamais pris de crises de nerfs et avait joui jusque-là d'une très bonne santé. Il y a six semaines, elle fut mordue par une de ses compagnes au poignet et à l'avant-bras, morsure qui, dit-elle, l'effraya beaucoup. C'est à cette époque que la malade fut prise un soir, sans que du reste il y ait rien eu d'anormal pour elle dans la journée, de mouvements convulsifs dans les deux membres supérieurs. Depuis, ces mouvements ont persisté à peu près constamment, mais avec des périodes d'accalmies.

Actuellement, la malade, étendue dans son lit, présente des mouvements choréiques rythmés, qui ont les caractères suivants : les bras sont brusquement écartés du tronc, les avant-bras étant dans la demi-flexion, il se produit en même temps un mouvement de pronation de l'avant-bras. Ce mouvement, dans son ensemble, ne présente pas de caractères qui puissent le rapprocher d'un mouvement ayant une signification quelconque d'imitation. Le mouvement se reproduit d'une façon rythmée à raison de 100 mouvements à la minute. L'émotion de l'examen augmente d'ailleurs beaucoup l'amplitude et la fréquence des mouvements.

Il n'existe pas de mouvements de la tête, du tronc, des membres inférieurs autres que de très légers mouvements communiqués (il existe de temps en temps cependant quelques mouvements dans les membres inférieurs, quand ceux des membres supérieurs sont très accentués). Pas de tremblements de la langue ou des lèvres. Pas de troubles de la parole. La malade ne présente pas d'hémianesthésie ni de plaques d'anesthésie. Pas d'ovarie, ni de zones hétérogènes. La compression des ovaires paraît sans effet. Anesthésie du pharynx; anesthésie de la cornée; rétrécissement du champ visuel et achromatopsie. État général bon. On remarque une éruption eczémateuse sur les deux joues, qui daterait de huit jours environ.

17 juin. — La malade présente ce matin une éruption herpétique, siégeant sur le dos de la main gauche et de l'avant-bras du même côté. Elle n'a pas été précédée de démangeaisons.

18 juin. — Le dos de la main droite est aujourd'hui le siège d'une large plaque érythémateuse avec soulèvement épidermique et suintement. L'éruption est plutôt pemphigoïde qu'eczémateuse.

20 juin. — Au niveau de la face antérieure de la partie supérieure des deux avant-bras, on constate deux larges plaques suintantes érythémateuses irrégulières, à peu près symétriques. Celle de l'avant-bras droit est survenue environ vingt-quatre heures avant celle de l'avant-bras gauche. L'arrêt du mouvement des membres supérieurs produit immédiatement des mouvements chroniques intenses dans les membres inférieurs. Quand on arrête à la fois les bras et les jambes, il se produit des mouvements de la tête. Une tentative d'hypnotisme avec un objet brillant reste sans résultat.

21 juin. — L'éruption des joues est totalement guérie. L'essai d'une éruption suggérée derrière les oreilles depuis deux jours n'a pas produit de résultats. Les éruptions des mains et des avant-bras ont disparu sans laisser de traces.

27 juin. — La malade présente ce matin sur la face postérieure de l'avant-bras gauche une large surface érythémateuse suivie d'une éruption rappelant l'aspect d'un vésicatoire. Aux joues, la malade présente également deux surfaces érythémateuses, où, à jour frisant, on aperçoit de petites vésicules suintantes.

29 juin. — Les surfaces suintantes des bras et des joues sont aujourd'hui recouvertes de croûtelles sèches. La malade n'a pas eu d'éruptions au bras droit au point symétrique.

7 juillet. — La malade a toujours ses mouvements rythmiques présentant les mêmes caractères. Hier est survenue une rougeur de la joue droite constatée dès le matin, un peu plus accentuée le soir, et remplacée aujourd'hui par une large surface suintante excoriée.

Rien à l'autre joue.

Rien aux mains.

9 juillet. — L'éruption de la face commence à sécher.

29 juillet. — La malade est suspendue deux fois par jour, pendant deux minutes, depuis huit jours.

0 août. — La malade est très améliorée. Les mouvements sont de beaucoup plus faible étendue et beaucoup moins continus qu'au début.

Ce matin un peu d'angine. Il semble qu'il y a un peu plus de sensibilité au contact, mais il ne se produit pas de réflexes nauséeux.

18 août. — La malade ne présente plus que quelques petits mouvements insignifiants des épaules. Il existe depuis ce matin une éruption pemphigoïde localisée à la joue droite. Rien à l'autre joue.

19 août. — L'éruption commence à sécher. Les éruptions n'ont jamais concordé avec les règles.

22 août. — Apparition des troubles trophiques sur la joue du côté opposé. La chorée est un peu plus accentuée aujourd'hui.

25 août. — La joue droite est à peu près sèche. La joue gauche est le siège d'une éruption eczémateuse. Sur la face dorsale de l'avant-bras gauche, large surface erythémateuse commençant à suinter.

Rien au bras droit.

27 août. — Apparition de la même éruption sur le front, plaque médiane de 7 à 8 centimètres de long sur 4 de large. Suintement abondant. Les deux faces du nez sont le siège d'une éruption semblable,

31 août. — Les éruptions se généralisent. La malade a sur les deux membres inférieurs au niveau de la face externe des jambes deux larges plaques de 15 à 20 centimètres de long, deux plaques

symétriques sur le dos des mains, une large plaque sur l'avant-bras du côté gauche. A la face, les plaques des joues et du front se sont rejointes au-dessus des sourcils et forment un masque complet. La malade a en outre des plaques similaires sur les deux paupières inférieures, sur le nez, sur la lèvre inférieure et sur le menton. Les mouvements de chorée rythmique sont à peine marqués, et l'état général reste très bon. L'apparition de toutes ces plaques a coïncidé avec l'opposition faite à la malade qui avait ps olu e partir et de retourner à la Charité.

3 septembre. — L'éruption ancienne est en voie de cicatrisation. Il ne s'est pas développé de plaques nouvelles et les plaques préexistantes se recouvrent de croûtes épaisses, qui se détachent sans laisser de traces. On voit apparaître sur la face au pourtour des plaques anciennes et sur les avant-bras de petites vésicules d'herpès.

Sur le voile du palais, on voit un semis de petites vésicules et une ulcération sur le pilier gauche. L'état psychique est bien meilleur ; elle répond aux questions, appelle elle-même l'attention sur sa gorge, dont elle a souffert toute la nuit. Le pouls est à 108 et la température légèrement élevée, 38°,2.

9 septembre. — Plaque rouge partant du rebord des fausses côtes, gagnant l'abdomen et la région lombaire, à contours très nets, sans bourrelets et accompagnée d'hyperesthésie dans toute la région.

10 septembre. — Les éruptions ont disparu, toutes les plaques sont sèches. La malade, depuis ce matin a une toux sèche, continuelle, sans quintes. A l'auscultation, on n'entend rien d'anormal ; les crachats sont spumeux.

30 sept. — Eruption bulleuse sur le front et la joue gauche.

1er octobre. — Aujourd'hui la joue droite est également prise. Les secousses rythmiques ont également reparu.

3 octobre. — L'éruption de la face est intense et présente un caractère absolument symétrique. Les surfaces atteintes ont tout à fait l'aspect d'une surface sur laquelle on a appliqué un vésicatoire. En même temps on observe une éruption semblable et symétrique sur la face dorsale des deux avant-bras et le dos des mains.

4 octobre. — Les mouvements choréiques ont absolument disparu. L'éruption commence à sécher.

24 octobre. — Nouvelle éruption bulleuse et symétrique à la face. Rien aux mains ni aux avant-bras.

25 octobre. — La jambe droite est de plus le siège de douleurs vives même en dehors de la zone des plaques. Il existe de plus du gonflement en masse du tissu cellulaire de toutes les régions. La mensuration révèle en effet à la jambe comme à l'avant-bras 1 centimètre de différence en faveur du côté atteint.

26 octobre. — Taches éruptives à la jambe gauche et au bras droit.

31 octobre. — L'éruption sèche; les mouvements choréiques ont recommencé depuis hier.

Pendant les mois de novembre et décembre la malade présente plusieurs éruptions pemphigoïdes remarquables par leur symétrie toutes précédées d'une sensation de cuisson intense avec élévation de la température locale d'au moins de 1 degré et de rougeur, six ou sept heures avant l'apparition des bulles. A côté des bulles, on voit des plaques érythémateuses. Ces éruptions durent trois ou quatre jours, et sont suivies de croûtes brunâtres, qui se détachent sans laisser de macules persistantes. L'état général est toujours bon.

On observe également pendant cette période de grandes crises d'hystérie avec convulsions cloniques très violentes; les mouvements sont absolument désordonnés, et on est obligé d'attacher la malade dans son lit, pour qu'elle ne se fasse pas de mal. Ces crises sont ordinairement spontanées, et se répètent plusieurs fois dans un jour, constituant en quelque sorte un véritable état de crises.

27 décembre. — Aujourd'hui, la malade est dans un état de sommeil, dont on ne peut la réveiller. Elle est immobile ; cependant de temps à autre elle se soulève brusquement. Ses lèvres sont recouvertes d'une écume blanche.

2 janvier. — Hier soir, la malade a pris une grande crise, et ce matin elle accuse un peu de céphalalgie.

8 janvier. — Ce matin la malade est en état de sommeil ; ses

lèvres sont recouvertes d'une écume blanchâtre. De temps en temps elle présente de grands mouvements qu'on peut arrêter par la pression sur l'ovaire droit.

La face est fortement colorée au niveau des joues; la veille, la face était absolument nette.

10 janvier. — Éruption analogue aux précédentes.

13 janvier. — Ce matin, la malade est en état de sommeil. De temps en temps, elle présente de grands mouvements, et ses lèvres sont recouvertes d'une écume blanchâtre.

14 janvier. — Ce matin, la malade a repris son état normal, et l'éruption commence à se dessécher.

16 janvier. — L'éruption a disparu sur la face; on ne trouve plus que des plaques de rougeur et quelques croûtes sur l'avant-bras.

17 janvier. — Ce matin le malade est en état de crises.

20 janvier. — Ce matin le malade est en état de crises,

24 janvier. — Ce matin, état de crises; la malade pousse des cris ressemblant assez à des aboiements.

27 janvier. — État de crises, et jusqu'au 9 février, toujours état de crises.

13 février. — La malade a pris sur les joues, le front, le nez une éruption bulleuse. Cette éruption a été précédée d'érythème, et d'une sensation de cuisson très vive. Sur la face antérieure de la cuisse gauche, on note de l'érythème recouvert de gouttelettes rosées. Température, 37°,4.

14 février. — L'éruption existe aujourd'hui sur la face postéro-externe des deux avant-bras, et sur la face dorsale des deux mains. Température, 37°,2,

15 février. — État de crises.

18 février. — État de crises.

21 février. — État de crises. L'éruption de la face a disparu depuis deux jours. Celle des avant-bras et de la main seulement depuis hier.

23 février. — Éat de crises.

Nous ajouterons que cette malade a été particulièrement surveillée au point de vue de la simulation. D'ailleurs la symétrie remarquable de ces éruptions, symétrie qui, comme l'a démontré M. le professeur Testut, dans sa thèse, est un des caractères les plus importants de l'étiologie nerveuse des affections cutanées, suffirait elle seule pour éloigner toute idée de simulation. Cette observation est encore intéressante à d'autres points de vue, tant à cause de la diversité des éruptions constatées (érythèmes, vésicules, bulles), que par les caractères de ces éruptions. Nous avons, en effet, ici un type d'éruptions pemphigoïdes avec reproduction complète et rapide de l'épiderme, sans retentissement sur la santé générale malgré de multiples poussées et qui ne s'accompagnent pas de fièvre, malgré leur étendue.

Une autre remarque qui a également attiré notre attention dans l'observation précédente, c'est cet essai de produire des éruptions cutanées par la sugestion, essai qui n'a pas été suivi de résultat dans ce cas particulier, mais qui a été tenté avec succès par quelques cliniciens. Nous lisons, en effet, dans les *Archives de Neurologie*, 1891. « Dans la *Bolnitchnaia Gazeta Bothkina*, n°ˢ 26, 27 et 28 de l'année 1890, p. 650, le Dʳ Jakov, V. Rybalkin (de Saint-Pétersbourg), publie ses remarquables expériences qui confirment les rapports de Presalmiens (1840), Focachon, Beaunis, Delbœuf, Forel, Jendrassik et Krafft-Ebing touchant la production d'ampoules sur la peau par la suggestion hypnotique. Les expériences de l'auteur ont été faites en présence d'un grand nombre de médecins de l'hospice de Mariinskaia ; le sujet était un peintre en bâtiments, de bonne constitution et bien portant, âgé de seize ans, atteint de la véritable hystérie et très propre aux expériences d'hypnotisme ainsi qu'aux suggestions qui suivent cet état.

D'une étude attentive de toutes les observations de pemphigus, qui précèdent, et d'autres que nous avons lues, mais que nous ne rapportons pas ici, nous pouvons tirer les conclusions qui suivent :

1° L'origine hystérique de certains cas de pemphigus ne peut pas être mise en doute ;

2° L'éruption bulleuse hystérique présente les caractères suivants :

Les poussées de pemphigus chez les hystériques surviennent principalement, mais pas toujours au moment des règles.

Elles alternent le plus souvent, quelquefois coïncident avec les symptômes de la névrose.

Elles s'accompagnent habituellement de troubles de la sensibilité, et coexistent assez souvent avec d'autres troubles trophiques.

Les bulles se distribuent très irrégulièrement, sans suivre le trajet d'un nerf comme cela a lieu dans les maladies du système nerveux à lésions anatomiques fixes et connues. La distribution des bulles semble se faire de préférence par plaques, rappelant ainsi cette disposition de l'anesthésie en plaques, que l'on observe si souvent dans l'hystérie.

Le contenu de la bulle est généralement une sérosité claire.

L'évolution est rapide, elle se fait ordinairement en huit jours, quelquefois moins, mais les récidives sont fréquentes, de sorte que la durée totale de la dermatose est indéterminée. Quant au pronostic, il est tout à fait bénin : le pemphigus hystérique n'altère en rien la santé des sujets qui en sont atteints, ne détermine habituellement pas de fièvre, et aboutit toujours à une reproduction complète de l'épiderme.

De l'Herpès.

Nous lisons dans la thèse de Baude sur les *Dermatoneuroses indicatrices* (Baude, thèse de Lille, 1889) : « En résumé, au point de vue clinique et anatomo-pathologique, l'origine nerveuse de l'herpès zoster est démontrée d'une façon complète dans la majorité des cas. C'est aujourd'hui le type des dermatoses trophiques.

C'est toujours ou presque toujours un trouble trophique. expression cutanée d'un trouble nerveux de nature irritative, spécifique ou non. Rarement observé au cours d'affections cérébrales (Oppolzer, Charcot, M. Raynaud), on le rencontre plus fréquemment dans les cas d'affections médullaires, l'ataxie en particulier (Charcot, Vulpian, Liouville, Kaposi, Leloir) ; plus fréquemment encore dans les affections du système nerveux périphérique ganglions (Berensprung, Charcot), ou nerfs (Danielsen, Rouget, Leudet). Il n'est pas d'affection qui lui soit spéciale. On rencontre également l'herpès dans les névroses, et quoique pas très fréquent dans l'hystérie, il a cependant été signalé par quelques auteurs (Féré, Kaposi, Leloir, Athanassio. Nous l'avons rencontré dans quelques-unes des observations rapportées plus haut, coexistant avec d'autres éruptions, et nous reproduisons ici deux observations très concluantes, l'une de Féré, l'autre de Kaposi, en faveur de l'origine hystérique de certains cas d'herpès.

Observation VIII

Zona hystérique, in *Archives de neurologie*, 1882, p. 167, mars.

Le 26 février 1881, V... se plaint d'une douleur dans le côté gauche de la poitrine, sans toux, sans fièvre, sans fréquence du pouls. L'auscultation ne révèle aucun bruit morbide, la percussion donne un son normal au niveau de la région douloureuse. Il semble qu'il s'agisse d'une pleurodynie, on applique un vésicatoire volant large comme la paume de la main.

Le 27, la pleurodynie a disparu, et on voit se développer une zone de sensibilité de 2 centimètres de largeur environ autour du soulèvement épidermique. Cette zone se confond en bas avec la zone ordinairement sensible.

Le 1er mars. — La sensibilité persiste encore sur la surface du vésicatoire et dans la zone périphérique, mais la malade se plaint de douleurs brûlantes tellement vives qu'elles lui arrachent des larmes, et siégeant dans la région lombo-abdominale droite, partant de la zone hystérogène dorso-lombaire et s'étendant obliquement suivant la direction des nerfs intercostaux vers la paroi abdominale antérieure. On n'y voit aucune rougeur, mais la moindre pression, le contact de la chemise exaspère les douleurs.

Le 2 avril. — Mêmes douleurs qui empêchent tout sommeil. La région douloureuse présente deux plaques rouges, l'une allongée, de 12 centimètres environ sur 3 de large, située au-dessus de la crête iliaque et se dirigeant obliquement vers l'apophyse épineuse de la troisième lombaire ; l'autre moins longue, située au-dessous de la dernière fausse côte et présentant la même direction. Cette plaque offre sur certains points une surface irrégulière, comme chagrinée, mais il n'y a nulle part de vésicules.

Le 3, on voit se développer au centre des plaques rouges sous forme de traînées longitudinales, des groupes de vésicules transparentes. L'éruption est devenue confluente les jours suivants, et a suivi l'évolution ordinaire du zona ; les vésicules se sont réunies par groupes pour former de petites bulles irrégulières qui ont laissé des ulcérations superficielles qui se sont cicatrisées dans l'espace de trois semaines environ. Il reste des cicatrices blanchâtres, et aujourd'hui encore (25 juin), la douleur persiste dans la région occupée par l'éruption.

Et l'auteur ajoute les réflexions suivantes : « Il s'agit donc ici, dit-il, d'un zona développé sur le trajet des nerfs qui ont leur origine au niveau de la zone hystérogène dorso-lombaire. Il est, en outre, à remarquer que pendant le mois où le zona s'est développé, la malade n'a pas eu d'attaque. La zone hystérogène semble avoir déterminé la localisation du zona, et ce dernier paraît avoir eu une action suspensive sur les manifestations convulsives de l'hystérie. » Nous croyons aussi qu'il est bon de noter que cet herpès hystérique a évolué comme un zona des mieux caractérisés, ne différant en rien des herpès zoster d'une autre origine.

Observation IX

Zona gangréneux hystérique. (Kaposi, *Archiv für Dermatologie und Syphilis*, 1889).

G..., Marie, âgée de quinze ans, domestique, entre à l'hôpital le 14 février 1889. En juin 1887 apparut, au dire de la malade, sur sa joue gauche une vésicule de la largeur d'une pièce de deux francs. Sur le conseil d'une femme, elle appliqua sur cette vésicule une forte pommade, d'où s'ensuivit une gangrène étendue de la peau tout entière. Elle entre à la Clinique le 26 juin, on enlève les croûtes, et la patiente quitte l'hôpital le 16 août avec une plaie encore bourgeonnante. En mars 1888, la cicatrice fut excisée par un chirurgien qui fit l'autoplastie.

Elle entre le 14 février 1889 de nouveau à l'hôpital à cause d'une éruption survenue au coude gauche depuis quatorze jours. On voit au niveau du coude gauche une perte de substance large d'environ 1 centimètre 1/2, ayant transversalement 5 centimètres 1/2, se prolongeant de chaque côté sur le bord cubital et sur le bord radial, et dont le fond est rempli en partie par des granulations rouges. Non loin de la perte de substance précédemment décrite, n remarque une vingtaine de croûtes et de vésicules, tout au plus de la grosseur d'un grain de pavot, les unes disséminées, les autres réunies en groupe. Dans le voisinage immédiat de la perte de substance, il existe trois vésicules de la grosseur d'un pois, qui sont desséchées ; et au fond de la grosse perte de substance, on constate d'autres petites ulcérations de dimensions variant de la grosseur d'une tête d'épingle à celle d'un pois, de sorte que la grande perte de substance semble être le résultat de l'agrégation de plus petites. La malade est pâle ; ses organes et ses fonctions sont normaux, sauf une hémianesthésie et une hémianalgésie totales que l'on observe du côté gauche; les piqûres, les pincements ne sont pas ressentis sur toute la moitié gauche du corps, de ce côté on peut enfoncer une épingle dans toute l'épaisseur de la peau, sans que la malade accuse aucune douleur.

L'anesthésie et l'analgésie ne dépassent pas la ligne médiane du tronc en avant et en arrière. La malade, un peu anémique, appartient à une famille saine et a quatre frères ou sœurs. Personne dans sa famille ne présente de maladies nerveuses, ni d'affection de la peau, analogue à celle qui l'amène à l'hôpital. A cinq ans, elle a eu une otite grave du côté gauche avec gonflement des ganglions correspondants et fièvre, otite suivie d'une otorrhée qui a persisté pendant trois ans, et a déterminé de ce côté une surdité complète. A douze ans révolus, elle a eu ses premières règles, qui depuis cette époque ont toujours été régulières. On ne remarque chez cette malade aucun point douloureux, et les ovaires ne sont pas sensibles à la pression. La malade réagit lentement au contact léger du côté droit, elle ne réagit pas du tout du côté gauche ; les piqûres, rapidement senties à droite, ne le sont nullement à gauche ; les réflexes sont obtenus rapidement à droite, tandis qu'à gauche les réflexes plantaire et abdominal sont supprimés ; le réflexe occulo-palpébral, normal à droite, est diminué à gauche, il en est de même pour le réflexe nasal ; quant au réflexe rotulien, il est très vif des deux côtés. L'excitation de la peau avec le pinceau faradique n'est pas ressentie douloureusement du côté gauche, même avec un courant fort. Le sens musculaire est supprimé également à gauche ; les yeux fermés, la patiente ne peut pas dire quelles sont les positions dans lesquelles on place sa jambe gauche ou son bras gauche, elle ne peut pas affirmer si sa main gauche est fermée ou ouverte, et elle ne reconnait pas la pression des poids qu'on applique sur cette main. C'est ainsi qu'elle ne peut pas, les yeux fermés, distinguer 10 grammes de 50 grammes. L'examen du champ visuel donne à gauche un rétrécissement concentrique très net, pour le rouge (15 degrés), moins pour le bleu (28 degrés) et moins encore pour le blanc. A droite, champ visuel normal. Il n'existe pas de paralysie ni de contracture. En ce qui concerne anesthésie et analgésie de la peau, la malade affirme qu'elles se sont installées depuis l'apparition de l'éruption au bras gauche. Ce qu'il y a de certain, c'est que pendant son séjour à la clinique en 1887 du 20 juillet au 10 août, on a constaté que la plaie à la joue gauche était douloureuse, et que lors de l'autoplastie en avril 1888, elle a tout senti malgré une injection de cocaïne.

Les jours suivants, on a remarqué à la faradisation et par places un retour de la sensibilité de la peau, mais cependant à un faible degré. Les petites croûtes sont tombées, et au niveau de la grande ulcération s'est formée une cicatrice hypertrophique, avant la complète cicatrisation de laquelle, la patiente a quitté l'hôpital le 8 mars 1889.

Kaposi ne doute pas qu'en 1887, les accidents observés au niveau de la zone gauche aient été absolument semblables à l'affection actuelle, qui serait par conséquent la deuxième atteinte. La patiente a dit qu'elle était allée trouver une femme, qui lui avait mis une pommade sur la joue, après l'application de laquelle la peau s'était creusée; Kaposi a fait une enquête au domicile de la femme, et parmi les pommades saisies, on en a trouvé une seule, au sulfate de cuivre, à dose trop faible pour pouvoir lui attribuer la gravité des accidents. Aussi croit-il que l'escarrification a été spontanée comme pour la deuxième manifestation.

M. Kaposi fait en outre remarquer au sujet de la dernière éruption, qu'il faut exclure l'idée d'une brûlure artificielle, produite par l'application d'une pommade, parce que la lésion a commencé par les couches profondes de la peau, comme le prouvent les vésicules, qui ont précédé l'escarrification. Et il ajoute, quant au processus intime qu'il y a toutes raisons de considérer cet herpès comme un trouble vaso-moteur ou tropho-névrotique survenant sur un fond hystérique, et de désigner cette image morbide *(traduction littérale)* sous le nom de zona gangréneux hystérique. Nous ferons observer aussi la gravité de l'éruption dans ce cas particulier, gravité qui est une exception dans les éruptions cutanées d'origine hystérique.

De l'Eczéma

L'eczéma est certainement l'une des éruptions cutanées le plus rarement observées dans le cours de l'hystérie. Dans un mémoire paru dans la *Médecine moderne* en 1891, MM. Oulmont et Touchard ont publié l'observation d'une hystérique qui présentait des troubles trophiques consistant en atrophie musculaire, œdème de la jambe, troubles vaso-moteurs caractérisés par une ondation excessive et une diarrhée séreuse, poussées d'eczéma et altérations des ongles. Et M. Leloir, dans sa thèse, rapporte un cas d'eczéma hystérique, que nous reproduisons ici parce qu'il est très concluant.

Observation X

(Tirée de la thèse du Dr Leloir.)

Hystérie convulsive. Contractures multiples des muscles. Accidents trophiques des membres inférieurs (eczéma, état squameux de la peau).

J... Clorinde, vingt et un ans, entre le 2 juin 1877 à la salle Sainte-Madeleine, dans le service de M. Vulpian. Elle fait remonter le début de sa maladie à l'âge de quinze ans ; à cette époque à la suite d'une grande frayeur, elle fut prise d'une attaque d'hystérie semblable à celles qu'elle a présentées depuis. Il y a deux ans, après une attaque, elle se réveilla avec un pied bot varus équin de la jambe gauche, pour lequel des chirurgiens de Bruxelles pratiquèrent des ténotomies, bien inutilement d'ailleurs. En septembre 1876, elle entra à la Charité dans le service de M. le Dr Trélat. Il existait à cette époque, en même temps que le pied bot varus équin, un gonflement douloureux avec rougeur et chaleur remontant jusqu'au tiers inférieur de la jambe gauche. Sur ce fond rouge apparurent bientôt un grand nombre de petites vésicules remplies d'un liquide demi-transparent. Deux ou trois jours après, ces vésicules se rompirent, et furent remplacées par des exulcérations légères. Celles-ci persistèrent jusqu'aux premiers jours du mois de février. Pendant cette période, de nouvelles vésicules se développèrent entre les premières et passèrent par les mêmes phases. Il y a eu plusieurs poussées de ce genre. Il se produisit alors des exulcérations qui s'étendaient au dos du pied et à la partie inférieure de la cuisse. Elles étaient peu profondes, ovalaires, à fond grisâtre, très rapprochées les unes des autres, et affectaient une direction oblique de dedans en dehors et de haut en bas. La peau entourant ces ulcérations était très rouge et était le siège d'une hyperesthésie très prononcée.

Le membre inférieur reposait sur sa face interne, et dès qu'on le soulevait, il était pris de trémulations. La jambe gauche était contracturée. Le membre supérieur gauche offrait une anesthésie complète.

Au commencement de février, les accidents perdirent de leur intensité. A l'éruption vésiculeuse fit suite une sorte d'éruption papuleuse (urticaire ?) qui ne tarda pas à se transformer en éruption vésiculeuse. Douleurs très vives dans la jambe gauche.

Au commencement de mars, nouvelle reprise des accidents qui avaient rétrocédé vers le milieu de février ; rougeur douloureuse de la jambe gauche, éruption de petites vésicules miliaires, confluentes, qui évoluent sans laisser d'ulcérations. Bientôt, tous les phénomènes morbides disparaissent, et la peau reprend son aspect normal. La malade peut mouvoir légèrement son pied et ses orteils, l'anesthésie a disparu.

En février 1878, à la suite d'une nouvelle attaque convulsive, les deux membres du côté droit se sont contractés de nouveau de la façon la plus énergique, ainsi que les muscles de la langue, du pharynx et des yeux. La malade tomba dans un état d'amaigrissement considérable, et il se forma au sacrum une escarre profonde. On crut que la malade allait mourir. Grâce à des pansements méthodiques, le sphacèle s'arrêta et finit par guérir complètement ; mais la contracture ne s'améliora que très légèrement, et, en mai 1878, la malade se trouvait encore dans le même état.

Depuis cette époque, elle garde le lit dans un état de contracture permanente, et, au mois de décembre 1878, ont commencé à se montrer en différents points du corps des abcès qui succédaient peut-être aux injections de morphine et qui se montraient encore en janvier 1880, époque à laquelle elle fut opérée par M. Trélat pour un vaste hémotocèle suppuré (ouvert par la paroi abdominale.)

En juin 1881, la malade est toujours dans un état de contracture des plus prononcés, dans un état de cachexie extrême ; le trajet fistuleux de la paroi abdominale continue à suppurer. De temps à autre, se montrent des abcès sous-cutanés. Les jambes et les bras, surtout à gauche, présentent un état squameux (ichtyose serpentine) des plus prononcés. La malade continue à saliver abondamment, et c'est à peine si l'atropine peut venir à bout de cette salivation.

Nous rappelons que des éruptions eczémateuses ont été observées dans le cours de la chorée rythmique hystérique, dont nous avons rapporté l'observation plus haut, éruptions de pemphigus. Dans l'observation de M. Leloir, nous avons donc un eczéma survenant sur un pied bot hystérique, et disparaissant avec ce dernier, et dans celle que nous avons publiée, de l'eczéma, alternant avec d'autres éruptions, dont l'origine hystérique, dans le cas particulier ne peut pas être mis en doute, de sorte qu'il nous semble permis, en présence de cas aussi probants, de conclure que l'hystérie peut déterminer des éruptions eczémateuses, tout en faisant des réserves imposées par le nombre très restreint des observations.

Du Lichen et du Prurigo

Le lichen plan seul a été observé dans l'hystérie, et encore nous n'en connaissons que deux exemples, qui ont été publiés par M. Feulard dans les *Annales de Dermatologie* de novembre 1890.

Quant au prurigo, il a été signalé dans l'hystérie par Eulemburg, Axenfeld et Athanassio, mais nous n'en avons pas trouvé d'observations publiées.

CHAPITRE II

Nous croyons, par cette étude précédente de chacune des éruptions observées chez les hystériques, avoir démontré que cette névrose peut déterminer des érythèmes, de l'urticaire, du pemphigus, de l'eczéma, de l'herpès, du lichen et peut-être du prurigo.

Nous devons maintenant nous demander comment l'hystérie produit ces différentes éruptions cutanées, c'est-à-dire étudier le mécanisme intime, la pathogénie de ces dermatoses d'origine hystérique. Mais pour bien établir cette pathogénie, nous pensons qu'il est nécessaire auparavant d'exposer rapidement l'anatomie et la physiologie pathologique de chacun de ces troubles de la peau.

Anatomie et physiologie pathologiques.

Erythèmes. — La lésion anatomique ou plutôt le trouble fonctionnel des érythèmes consiste, suivant tous les dermatologistes, en une dilatation des plus petites artères, des capillaires et des veinules.

Urticaire. — Nous lisons dans le *Manuel des mala.*

dies de la peau de Berlioz : « Les lésions de la papule d'urticaire consistent dans une congestion et un œdème intenses occupant le derme et les papilles. L'œdème, étant plus abondant au centre qu'à la périphérie, comprime les vaisseaux, les anémie, d'où la coloration blanche au centre et rosée à la périphérie de la papule.

« La compression des papilles explique les démangeaisons. »

Pemphigus. — Aujourd'hui il est admis par tout le monde que la bulle est formée par un épanchement de sérosité à la surface du derme, épanchement qui soulève la couche cornée de l'épiderme

Voici comment les choses se passent. Il y a d'abord hyperémie et dilatation des capillaires de la couche papillaire du derme s'accompagnant d'une rougeur plus ou moins marquée à la peau. Il se fait ensuite un épanchement séreux plus ou moins abondant avec diapédèse des globules blancs, lorsque le liquide est séro-purulent ce qui explique le léger gonflement et la formation d'une papule qui précède souvent la bulle; puis l'exsudation continuant, le liquide s'infiltre à travers les cellules verticales de la couche profonde de l'épiderme et vient former au-dessous d'elle une collection liquide recouverte seulement par la couche cornée de l'épiderme. La bulle une fois rompue, il y a un suintement séreux et une desquamation formée par la chute incessante de cellules épithéliales incomplètement formées.

Eczéma. — La congestion et l'exsudation suffisent à expliquer la formation de l'eczéma vésiculeux.

Herpès. — L'éruption herpétique n'a pas d'anatomie pathologique spéciale. Ses lésions sont celles des inflammations vésiculeuses ordinaires, c'est-à-dire congestion papillaire, infiltration et exsudation. Les papilles sont parfois détruites; il en résulte alors des ulcérations profondes et des cicatrices permanentes.

Lichen. — Les lésions du lichen plan consistent d'après Hébra, Neumann, Riesiadecki, Obtulowie et Kaposi, dans une prolifération cellulaire de la gaine externe de la racine du poil.

Prurigo. — Quant à la papule du prurigo, elle est formée par un œdème inflammatoire et une infiltration cellulaire localisés principalement autour et dans les papilles.

Pathogénie

On a donc comme éruptions cutanées d'origine hystérique, des érythèmes, des éruptions vésiculeuses, des éruptions bulleuses et très rarement des éruptions papuleuses. Plusieurs hypothèses ont été émises pour expliquer l'influence du système nerveux sur ces éruptions en particulier, et sur la nutrition de la peau en général. On a vu, en effet, défendre successivement les théories de l'influence vaso-motrice (Brown-Séquard, Schiff, Robin), de l'irritation Brown-Séquard, Charcot), des nerfs trophiques (Samuel), de l'absence d'action du système nerveux (Vulpian). Nous allons les examiner toutes, et voir quelle est celle qui rend le mieux compte des faits observés.

Théorie vaso-dilatatrice. — Hyperhémie neuro-paralytique de Schiff.

Cl. Bernard, dans une expérience mémorable faite en 1851, a démontré l'existence de nerfs spéciaux, qui tiennent sous leur dépendance le calibre des vaisseaux sanguins, nerfs dont l'ensemble constitue l'appareil vaso-moteur. Cet appareil comprend des nerfs vaso-constricteurs et des nerfs vaso-dilatateurs. Les nerfs vaso-constricteurs seuls, mis en évidence tout d'abord, sont des cordons nerveux centrifuges, dont l'activité produit le resserrement des petits vaisseaux, tandis que leur paralysie en détermine l'élargissement. Ces nerfs, qui agissent directement sur les vaisseaux, partent de centres vaso-constricteurs, dont le plus important est situé dans le bulbe, d'autres sont échelonnés tout le long de la moelle épinière, et les autres enfin siègent au niveau des ganglions que l'on rencontre sur le parcours de ces nerfs vasculaires.

Les nerfs vaso-dilatateurs agissent sur les vaso-constricteurs pour les paralyser, et ce phénomène d'inhibition se produit au niveau des ganglions échelonnés sur le trajet des nerfs sympathiques, aussi bien au niveau des ganglions sympathiques situés de chaque côté du rachis que sur les derniers renflements nerveux que l'on trouve près des artérioles. Et ces nerfs prennent leur origine dans des centres situés, les importants au niveau du bulbe, les autres sur toute la longueur de la moelle. De sorte qu'en définitive, dit M. Mathias Duval, dans le *Dictionnaire de médecine et de chirurgie pratiques*, ce sont toujours les vaso-constricteurs qui règlent l'état des vaisseaux, soit par leur tonus normal, soit par un degré plus prononcé de contraction (vaso-constriction), soit par un état de paralysie momentanée (vaso-dilatation). Sous une influence nerveuse, il peut donc se produire de l'hyperémie locale, et c'est à cette dilatation vasculaire locale que nous attribuons le mécanisme des éruptions cutanées dans l'hystérie.

Si les vaso-moteurs sont dans un état très peu prononcé de paralysie, il se produit une hyperémie vaso-dilatatrice qui aura une durée plus ou moins longue ; si cette hyperémie est courte, elle déterminera ces érythèmes passagers, qui constituent le premier degré de l'urticaire provoquée, ou ces rougeurs que l'on voit quelquefois survenir chez les hystériques sans cause appréciable ou au moment d'une crise ou d'une émotion, et qui alternent souvent avec de la pâleur ; si cette hyperémie est plus longue, on a alors des érythèmes persistants comme ceux que nous avons signalés dans plusieurs des observations, rapportées plus haut. A un degré plus marqué de paralysie vaso motrice, la dilatation des vaisseaux et la pression sanguine s'accentuent, et le sérum sanguin transsudant détermine des vésicules et des bulles. Mais on a objecté à cette théorie que la section du grand sympathique au cou ne produit pas de troubles trophiques, quelles que soient l'intensité et la durée de l'hyperémie consécutive. Cette expérience, ajoute M. Leloir dans sa thèse, a été confirmée par beaucoup de physiologistes, et Péroud a vu dans plusieurs cas chez l'homme l'hyperémie neuro-paralytique persister longtemps sur différentes parties du corps, sans qu'il ait jamais pu constater le moindre trouble de nutrition. Mais nous pensons qu'il est possible de répondre à cette objection en disant que l'on ne peut pas complètement conclure des phénomènes physiologiques expérimentaux que l'on constate sur les animaux les mêmes phénomènes sur l'homme ; et de plus, ce n'est pas, croyons-nous, la durée de l'hyperémie, mais l'intensité de cette hyperémie qui détermine de l'exsudation. MM. Charcot et Vulpian font observer également qu'il est très rare dans les affections cutanées d'origine trophique de constater de l'hyperthermie locale, ce qui devrait être s'il y avait de l'hyperémie neuro-paralytique ; mais, du moins en ce qui concerne les éruptions cutanées hystériques, nous notons cette hyperthermie dans presque toutes les observations. On a objecté aussi que les sécrétions étaient indépendantes de la circulation sanguine, mais nous ferons remarquer que l'exsudation est un phénomène pathologique absolument différent des sécrétions physiologiques, phénomène qui est sous la dépendance des nerfs vaso-moteurs et non des nerfs sécrétoires.

Aussi pensons-nous que la paralysie vaso-motrice est suffisante pour expliquer la production des éruptions que nous avons constatées chez les hystériques.

Théorie vaso-constrictive.

M. Brown-Séquard explique les troubles trophiques cutanés et autres par la vaso-constriction qu'il met sous la dépendance d'une irritation des centres nerveux. Cette théorie de la vaso-constriction a été vivement combattue par MM. Vulpian, Charcot, etc. En effet, l'ischémie obtenue expérimentalement par l'irritation du grand sympathique n'est jamais arrivée à produire de sphacèle; mais il faut remarquer que l'ischémie ainsi obtenue est toujours de courte durée, comme l'a montré Waller. Toutefois, ainsi que le fait observer M. Charcot, cette objection perd valeur, si l'on se rappelle ce fait, qu'en reproduisant à de courts intervalles l'irritation des nerfs vaso-moteurs on peut arriver à faire prédominer pendant un certain temps l'état d'ischémie. O. Veber, bien qu'ayant excité durant plus de huit jours le sympathique cervical, et ayant ainsi amené un abaissement de deux degrés de température n'a pas vu non plus se produire le moindre trouble trophique. MM. Liégeois, Charcot et Vulpian n'ont jamais constaté de troubles trophiques dans les angio-névroses avec constriction vasculaire très prononcée et très persistante. Mais la lecture de ces objections nous fait penser à la gangrène symétrique des extrémités que M. Maurice Raynaud a prouvé être produite par une vaso-constriction des artérioles terminales. Aussi, admettons-nous que la théorie vaso-constrictive peut rendre compte de quelques troubles trophiques cutanés tels que certains cas de gangrènes; cependant, nous lui refusons toute influence sur la production des éruptions que nous avons signalées dans l'hystérie, et ceci parce que ces éruptions cutanées, comme nous l'avons déjà fait remarquer, s'accompagnent souvent de rougeur et d'élévation de la température locale, en un mot de phénomènes d'hyperémie locale, tandis que la vaso constriction détermine de la pâleur ou de la cyanose et de l'abaissement de la température locale, qui sont des phénomènes d'anémie locale.

Théorie irritative.

La théorie de l'irritation, fondée par M. Brown-Séquard, fut défendue vivement par MM. Weir-Mitchell et Charcot. Mais la doctrine de M. Charcot se distingue de celle de M. Brown-Séquard en ce que pour M. Charcot l'irritation nerveuse agirait directement sur l'élément cellulaire du tissu et non sur ses vaisseaux. Cependant, cette théorie, qui semblait définitive surtout avec l'autorité de MM. Brown-Séquard et Charcot, a été abandonnée du jour où l'histologie, faisant des progrès, eut prouvé, ce qu'avait d'ailleurs dit Waller, que le cylindre-axe disparaissait dans les nerfs atteints de névrite parenchymateuse. Aussi, M. Charcot, qui, dans la première édition de son livre, défendait cette théorie avec ardeur, ne l'acceptait déjà plus qu'avec réserve dans la troisième édition de son ouvrage. Nous ferons remarquer que cette théorie ne peut pas, en particulier, s'appliquer aux éruptions cutanées d'origine hystérique, puisque l'irritation des éléments cellulaires de la peau ne peut déterminer qu'une prolifération de ces cellules, mais est incapable de produire de l'exsudation, exsudation que l'anatomie pathologique a prouvé être la lésion fondamentale des éruptions cutanées que l'on a observées dans cette névrose.

Théorie des nerfs trophiques.

Cette théorie, qui a été émise par M. Samuel, ne peut pas être adoptée pour expliquer les troubles trophiques. En effet pourquoi, comme l'ont fait remarquer tous le auteurs qui l'ont discutée, admettre l'existence de nerfs hypothétiques, quand cette existence n'a jamais été démontrée, ni par l'expérimentation, ni par l'anatomie normale, ni par l'anatomie pathologique, et que les autres nerfs suffisent à la nutrition des tissus ? Cette théorie a d'ailleurs été réfutée d'une façon complète par M. le professeur Mayet dans un mémoire sur les troubles de nutrition de la peau liés aux lésions du système nerveux.

Théorie de l'affaiblissement de l'influence trophique

Pour M. Vulpian, la diminution plus ou moins complète de l'influence trophique exercée par le système nerveux sur la nutrition des tissus seule peut expliquer les troubles trophiques que l'on constate assez souvent dans les maladies du système nerveux. Cet affaiblissement de l'influence trophique tiendrait à la lésion de la substance grise de la moelle ou à l'interruption des fibres nerveuses par l'intermédiaire desquelles s'exerce cette influence, et, dit M. Vulpian (Vulpian, *Vaso-moteurs*, p. 422) : « C'est par les fibres sensitives sans doute que s'exerce en partie du moins, l'influence des centres nerveux sur la nutrition intime de la peau; mais les fibres sympathiques concourent aussi vraisemblablement à transmettre cette influence parce que la peau contient des tissus innervés par ces fibres. L'affaiblissement de l'influence trophique des centres nerveux me paraît favoriser le développement des diverses affections cutanées que l'on observe chez les sujets qui sont atteints d'une lésion de ces nerfs soit sensitifs, soit mixtes. » M. Mayet a aussi défendu cette théorie admise par un grand nombre de physiologistes.

Cependant cette explication est passible de plusieurs objections. M. Weir-Mitchell a fait remarquer que les lésions cutanées sont plus fréquentes dans les lésions incomplètes des nerfs, que dans les lésions complètes de ces nerfs; Brown-Séquard, Verneuil, etc., ont objecté que la résection des nerfs altérés, semble parfois arrêter les troubles trophiques. Et comment se fait-il que les troubles trophiques cutanés ne se rencontrent pas d'une façon constante quand les nerfs sensitifs sont altérés ?

L'explication de la production des troubles trophiques de la peau par la suppression directe de l'influence trophique n'est donc pas suffisante pour rendre compte des phénomènes observés. Aussi, M. Vulpian, lui-même, constatant cette insuffisance émet à propos du zona l'hypothèse suivante : « Il me semble qu'une des conditions qui se trouvent dans tous les cas de zona dont il s'agit, c'est la persistance d'un certain degré de continuité dans les nerfs qui ont été atteints soit par le traumatisme, soit par des affections morbides. S'il en est bien ainsi, on peut supposer que l'irritation dont les nerfs deviennent le siége, sous l'influence de ces causes, peut déterminer, dans les centres trophiques de ces nerfs, des troubles fonctionnels qui pourront retentir par l'intermédiaire des fibres restées intactes, sur les éléments anatomiques de la peau avec lesquels les extrémités périphériques de ces nerfs se mettent en rapport. Ainsi se produira une perturbation plus ou moins profonde des actes nutritifs qui s'exécutent dans ces éléments. En d'autres termes, l'influence excitatrice et régulatrice que les centres nerveux trophiques exercent sur la nutrition intime des éléments anatomiques de la peau sera modifiée, exaltée ou pervertie, et le résultat de cette modification sera le développement de vésicules d'herpès... » (*loc. cit.* pages 560 et suivantes). C'est là la théorie de l'irritation réflexe des téguments, opinion déjà émise par Weir Mitchel et que paraissent soutenir MM. Hayem, Hallopeau, etc. Mais M. Vulpian, après avoir émis l'hypothèse de l'irritation réflexe des téguments, se demande si l'on ne peut expliquer ces faits d'une façon différente, si l'irritation centripète n'agit pas sur les centres nerveux, non pas en exaltant l'influence trophique de ces centres, mais bien en la diminuant ou même en la faisant disparaître. « Il est possible, dit-il qu'il y ait seulement dans ces cas des troubles de la nutrition causés par une diminution de l'influence trophique centrale... Car ne peut-on pas admettre qu'il y ait en même temps que ces phénomènes d'irritation, et peut-être sous l'influence de la même cause, un affaiblissement de l'action trophique des centres ? » De sorte que cette diminution de l'influence trophique se ferait soit directement (par destruction ou non-fonctionnement des fibres nerveuses ou des centres trophiques), soit d'une façon réflexe (par diminution de l'action des centres trophiques sous l'influence d'excitations centripètes de ces centres).

« Quant au mécanisme, disent MM. Leloir et Franceschi dans leurs thèses, suivant lequel le système nerveux agit sur la nutrition des éléments anatomiques des tissus il n'est pas encore trouvé. Exerce-t-il sur les tissus une influence modératrice en empêchant les éléments anatomiques de vivre d'une façon désordonnée (Cl. Bernard, Ranvier) ou bien agit-il d'une façon contraire (Waller, Vulpian) ? Nous ne le savons pas. »

Cette théorie de l'affaiblissement de l'influence trophique soit directe, soit réflexe est celle qui est admise par la plupart des auteurs, et notamment par MM. Vulpian, Leloir et Franceschi pour expliquer les troubles trophiques des maladies nerveuses. Cependant, nous croyons devoir objecter à cette théorie que, quel que soit le trouble nutritif des éléments cellulaires déterminé par un affaiblissement de l'influence trophique du système nerveux, ce trouble nutritif ne peut produire que deux choses : ou une prolifération de ces éléments cellulaires, où leur destruction plus ou moins complète, en un mot une altération quelconque de ces éléments anatomiques, mais est incapable de produire cette sérosité claire, qui est la lésion fondamentale des éruptions cutanées, que l'on a observées dans l'hystérie. Cependant, comme il y a dans quelques-unes de ces éruptions une prolifération cellulaire en même temps que de l'exsudation, nous admettons que l'affaiblissement de l'influence trophique joue un rôle accessoire dans la production de ces éruptions, dans celles, où en même temps qu'il y a une exsudation séreuse' il y a une modification cellulaire concomitante. Nous ferons remarquer aussi que l'urticaire provoquée, étant évidement due à une paralysie vaso-motrice, il est tout naturel d'expliquer les vésicules de l'urticaire spontanée, qui ne diffère de l'urticaire factice ni au point de vue macroscopique ni au point de vue anatomique, par la même théorie. Et, sachant l'analogie des bulles de pemphigus avec les vésicules de l'urticaire, nous croyons qu'il n'est pas nécessaire de rechercher une autre explication pathogénique des éruptions pemphigoïdes que nous avons constatées dans l'hystérie.

Telles sont les théories diverses qui ont été émises pour expliquer le mode de formation des altérations cutanées à la suite de maladies du système nerveux.

Nous pensons qu'aucune de ces théories ne suffit à elle seule à expliquer tous les troubles trophiques observés chez les hystériques, et que, si l'on est obligé pour rendre compte de quelques-uns de ces troubles trophiques, tels que l'atrophie musculaire, d'avoir recours à la théorie de l'affaiblissement de l'influence trophique, il est possible d'expliquer les éruptions cutanées d'origine hystérique, comme les ecchymoses et les sueurs de sang de même origine, par la théorie de la paralysie vaso-motrice, et certains cas de gangrène cutanée par la théorie vaso-constrictive.

CHAPITRE III

Symptomatologie et diagnostic

Une étude attentive des éruptions cutanées d'origine hystérique nous permet de dire que ces éruptions diffèrent très peu des éruptions analogues d'une autre origine. En effet, l'urticaire hystérique ressemble en tous points à l'urticaire produite, par exemple, par l'arthritisme ; l'herpès, l'eczéma et le lichen hystériques présentent les mêmes caractères que l'herpès, l'eczéma et le lichen déterminés par d'autres causes. Cependant le pemphigus hystérique nous paraît différer par certains points du pemphigus d'une autre origine, par son apparition de préférence au moment des règles, par sa fugacité et sa bénignité, par son peu de retentissement sur la santé générale, et par la limpidité presque constante de ses bulles. Mais malgré ces quelques caractères particuliers, nous prétendons que, aussi bien pour le pemphigus que pour les autres éruptions, il est impossible de dire, par le simple examen de ces éruptions qu'on est en présence d'une éruption hystérique ou d'une éruption d'une autre origine, et que, pour pouvoir affirmer le diagnostic d'éruption hystérique, on est obligé de se baser sur d'autres symptômes concomitants qui sont nettement hystériques.

Pronostic

Le pronostic des éruptions hystériques est bénin, aussi bien au point de vue général qu'au point de vue local. Cependant, cette règle admet quelques exceptions, comme on peut le constater par la lecture de cette observation de zona hystérique, publiée par M. Kaposi, et que nous reproduisons ici.

Traitement

Quant au traitement de ces éruptions, nous pensons qu'il faut s'attaquer à la cause, suivant le principe : *sublata causa, tollitur effectus*, qu'il faut, par conséquent, surveiller d'une façon spéciale l'état général de ces malades. Et comme nous croyons avoir démontré que ces éruptions sont dues à une paralysie vaso-motrice, il nous semblerait indiqué d'essayer les médicaments vaso-constricteurs, tels que l'électricité, le seigle ergoté, l'ergotine, la nicotine, la quinine, la caféine et le bromure de potassium.

CONCLUSIONS

I. Le système nerveux joue un rôle considérable dans la production de certaines dermatoses.

II. L'hystérie ne respecte aucune des fonctions dévolues au système nerveux ; elle s'attaque aussi bien à l'appareil de la vie végétative qu'à l'appareil de la vie de relation.

III. L'hystérie détermine quelquefois des éruptions cutanées, et ces éruptions sont, par ordre de fréquence, le pemphigus, les érythèmes, l'urticaire, l'herpès, l'eczéma, le lichen et le prurigo.

IV. Le pronostic de ces dermatoses hystériques n'est pas grave.

V. Au point de vue de la pathogénie, nous admettons que ces éruptions sont produites par une paralysie vaso-motrice.

INDEX BIBLIOGRAPHIQUE

Athanassio. *Des troubles trophiques dans l'hystérie* (thèse de Paris, 1890).

Augagneur. *Province médicale*, 1887.

Axenfeld et Huchard. *Traité des névroses*.

Arnozan. Thèse d'agrégation en médecine, Paris, 1880.

Barthélemy T. *Progrès médical* du mois de janvier 1893. (*Du dermographisme*).

Bande. *Des dermatoneuroses indicatrices* (thèse de Lille, 1889).

Castex. Troubles nutritifs de la peau chez une hystérique (*Bulletin Société clinique* de Paris, t. I, p. 202-204, 1877).

Castex. Sur une éruption vésiculeuse chez une hystérique (*France médicale*, 1877).

Cornu. *De la dermographie* (thèse de Paris, 23 juillet 1891.)

Courbis. Eruption pemphigoïde chez une hystérique (*Lyon médical*, n° 3, 1876).

Charcot. *Leçons du mardi*, 1888-1889.

Damaschino. Troubles trophiques dans l'hystérie (*Gazette des hôpitaux*, 1880, t. III, p. 561-563). Leçon recueillie par Revillont.

Berlioz. *Manuel pratique des maladies de la peau*, 1889.

Chauffard. Hématopédésis (coïncidence avec des accès hystériques (*Archives de médecine*, 1830).

Dujardin-Beaumetz. Note sur des troubles vaso-moteurs de la peau observés sur une hystérique (femme autographique) (*Bulletin et mémoire. Soc. méd. des hôpitaux de Paris*, 2 s., t. XVI, p. 197-202, 1879-1880).

Féré. Zona hystérique (*Archives de Neurologie*, p. 167, 1882).

Feulard. Lichen-plan chez des hystériques (*Annales de dermatologie*, séance du 13 novembre 1890.)

Franceschi. *Du pemphigus chez les hystériques* (thèse de Paris, 1883.

Franck (J). *Traité de médecine pratique*, t. II. Goudereau. Paris 1842.

Hebra. *Traité des maladies de la peau*, traduction française, p. 824, 1872.

Gilles de la Tourette. *Traité de l'hystérie*, 1891.

Kaposi. Traité des *maladies de la peau*, traduction Besnier et Doyon, 1891).

Kaposi. *Archiv für Dermatologie und Syphilis Ueber atypischen Zoster Gangrænosus und zoster hystericus*, 1889.

Leloir. *Recherches cliniques et anatomo-pathologiques sur les affections cutanées d'origine nerveuse* (thèse de Paris, 1881).

Lévêque. *Des maladies cutanées par choc moral* (thèse de Lille, 1887.)

Martin. *Des troubles vaso-moteurs dans l'hystérie* (thèse de Paris.)

Mayet. *Mémoires et comptes rendus de la Société de médecine de Lyon*, 1865.

Mayet. *Gazette médicale de Lyon*, 1868.

Mathias Duval. *Dictionnaire de médecine et de chirurgie pratiques*, article Vaso-moteurs.

Mermet. *Du pemphigus dans les névroses* (thèse de Paris, 1877.

Oulmont (P.) et Touchard. Contribution à l'étude des troubles trophiques dans l'hystérie (*Médecine moderne*, Paris, t. II, p. 113-139, 1891.)

Pitres. Troubles trophiques dans l'hystérie (*Progrès médical*, 21 février 1891.)

Rendu. Recherches sur les altérations de la sensibilité dans les affections de la peau (in *Annales de dermatologie*, 1873-1877.)

Richardière. Troubles trophiques cutanés dans l'hystérie (*Soc. méd. des hôpitaux*, 13 mars 1891).

Testut. *De la symétrie dans les affections cutanées* (thèse de Paris, 1877.)

Vulpian. *Leçons sur le système nerveux professées au Muséum* Paris, 1866. — *Archives de physiologie*, 1871-1872. — *Leçons sur les vaso-moteurs.* — *Préface de Weir-Mitchell.*

TABLE

Imp. Pitrat Aîné, A. Rey Successeur, 4, rue Gentil. — 6240

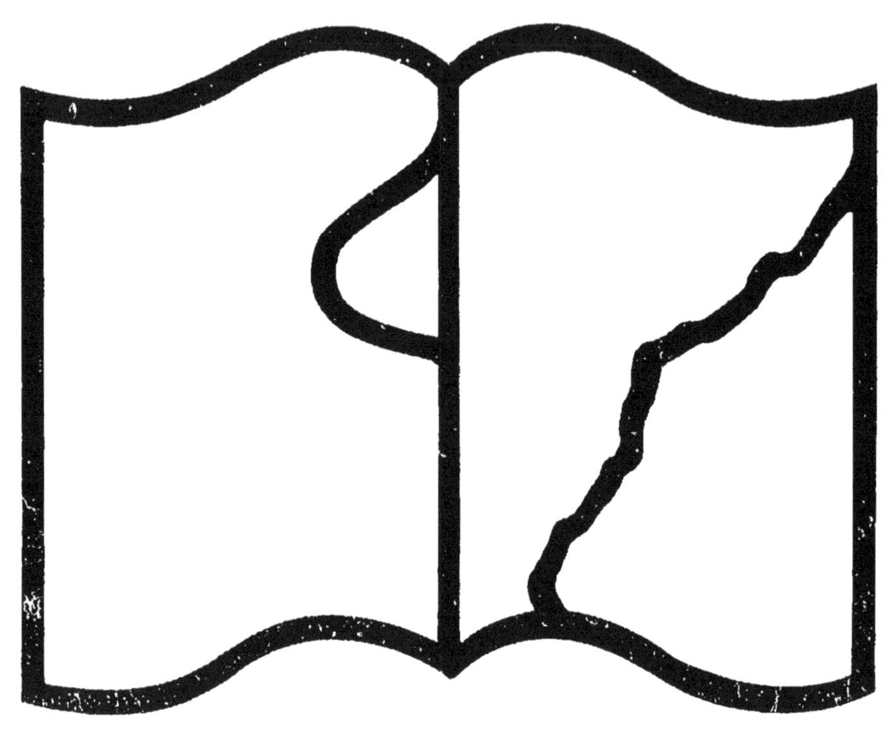

Texte détérioré — reliure défectueuse

NF Z 43-120-11

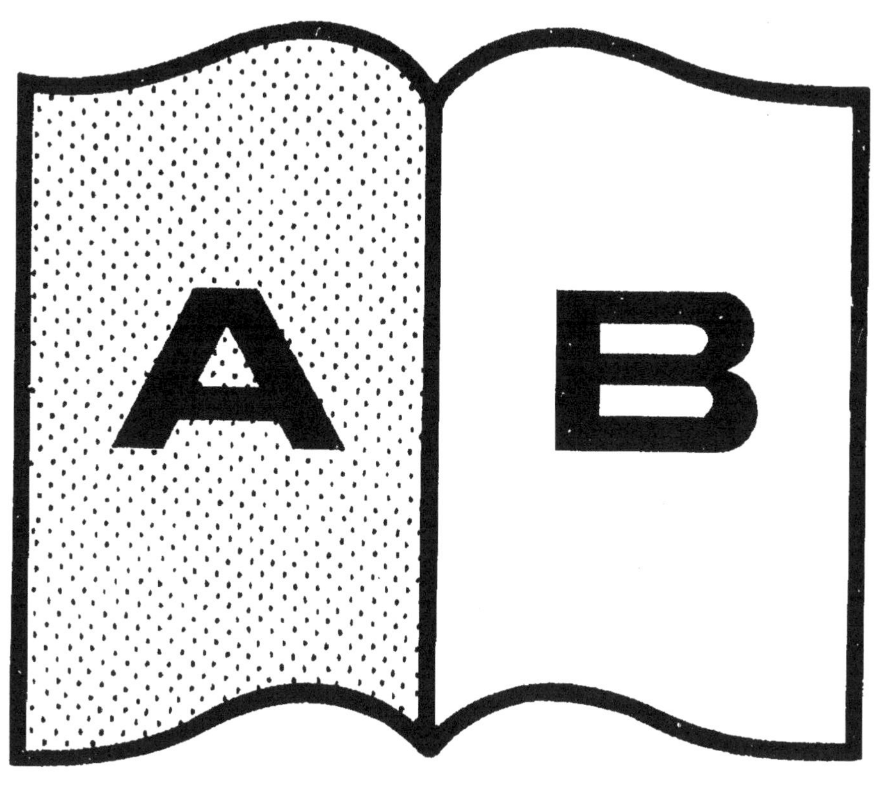

Contraste insuffisant

NF Z 43-120-14